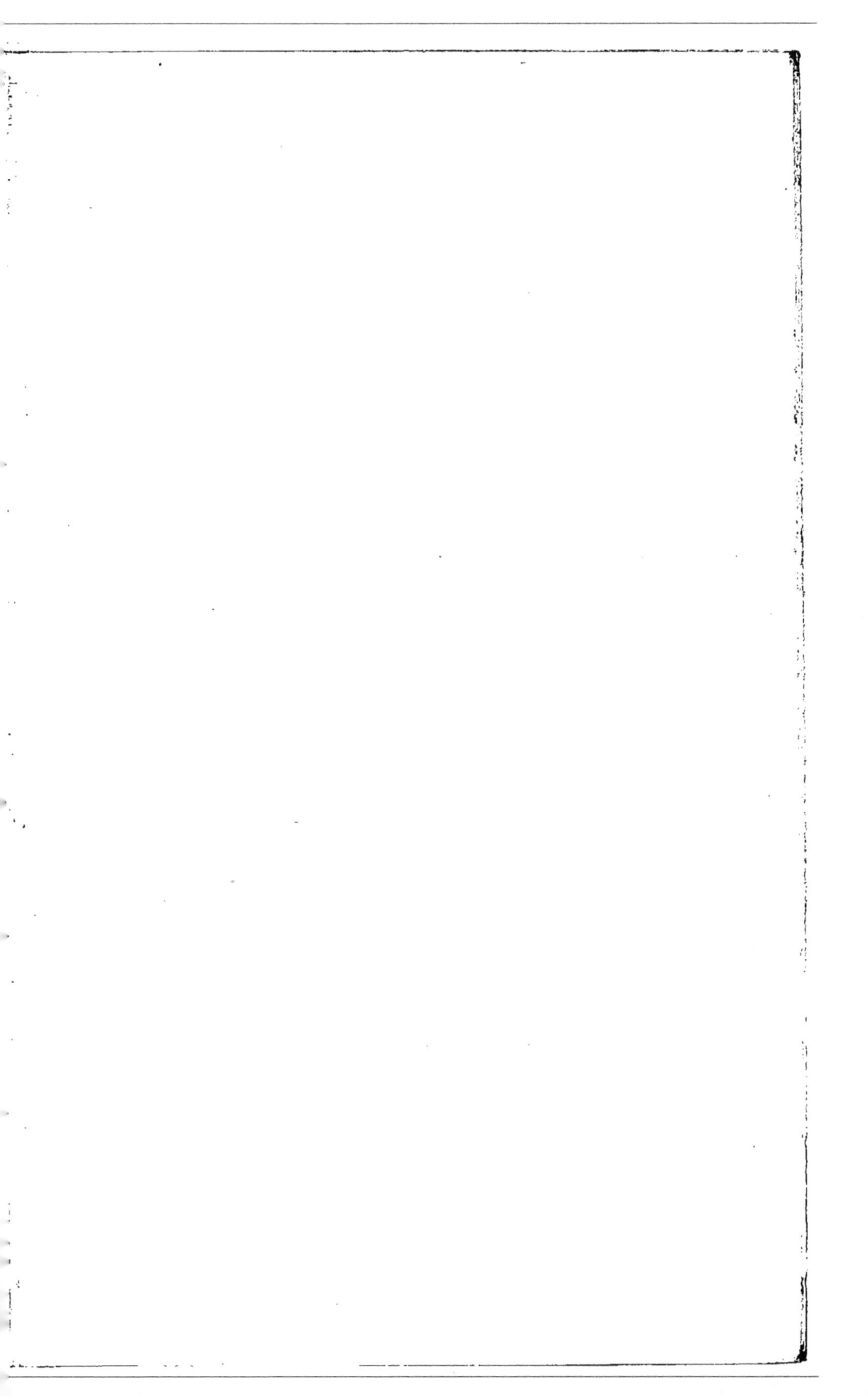

PUBLICATIONS DU *PROGRÈS MÉDICAL*

DES ACTES MUSCULAIRES

DANS

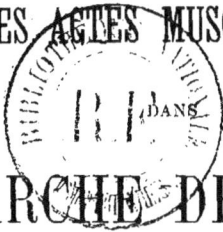

LA MARCHE DE L'HOMME

PAR

Le D' M. BOUDET DE PÂRIS

ANCIEN INTERNE DES HOPITAUX

—————

PARIS

AUX BUREAUX DU
PROGRES MÉDICAL
6, rue des Écoles, 6.

A. DELAHAYE & E. LECROSNIER
ÉDITEURS
Place de l'École de Médecine.

1880

DES ACTES MUSCULAIRES

DANS

LA MARCHE DE L'HOMME

L'étude de la marche, chez l'homme, a déjà été entreprise plusieurs fois ; parmi les physiologistes qui ont fait de cette étude le sujet de leurs recherches, nous citerons plus spécialement les frères Weber, M. Carlet, le professeur Marey et Duchenne (de Boulogne).

Déjà, en 1680, Borelli (1) avait abordé cette question. Ce fut lui qui démontra, pour la première fois, que les os sont mus par les muscles à *la manière des leviers* ; il tenta même d'évaluer mathématiquement les divers actes qui concourent à la progression du corps.

La théorie moderne des frères Weber (2), encore admise aujourd'hui par un grand nombre de physiologistes, est entachée d'erreurs que les expériences de MM. Carlet et Marey ont su mettre en évidence.

Mais, si les recherches de ces derniers expérimentateurs sont inattaquables comme exactitude, elles n'en restent pas moins incomplètes, puisqu'ils ont laissé de côté toute la question si intéressante des mouvements musculaires, qui jouent le principal rôle dans l'acte de la marche.

La théorie des frères Weber, basée sur des principes de physique pure, ne résiste pas longtemps à un examen raisonné. On sait, en effet, que ces physiologistes font

---

(1) Borelli — *De motu animalium,* 1680.
(2) E. A. W. Weber. — *Mechanik. d. menschlichen gehwerkzeuge,* 1836.

jouer le rôle actif au membre qui supporte le tronc pendant sa progression (membre portant); tandis que la jambe oscillante (ou passive) est mue, comme une masse inerte, par le simple effet de la pesanteur. Sa flexion même serait régie par la loi des pendules doubles : tout pendule composé de deux parties réunies par une charnière fléchit légèrement dans la charnière au moment de l'oscillation.

On se demande, tout d'abord, pourquoi la nature aurait doué les membres inférieurs de muscles si puissants, si ces membres devaient jouer le rôle tout passif de balanciers.

D'un autre côté, les frères Weber admettent que le membre portant (membre actif) est, pendant un certain temps, à l'état de flexion. Cette observation est certainement erronée; car la transmission au sol du poids du corps doit se faire par l'intermédiaire d'un membre rigide. Si le genou était fléchi pendant que le membre supporte le poids du corps, la force dépensée par les muscles serait telle que la fatigue surviendrait au bout de quelques pas; le travail musculaire nécessaire pour la progression serait assez comparable à celui qu'exige l'ascension d'un escalier.

Nous verrons tout à l'heure que le membre portant, contrairement à l'opinion des frères Weber, peut être considéré comme beaucoup moins actif que le membre oscillant, au point de vue de la propulsion.

La théorie des frères Weber est, cependant, vraie en partie, dans certains cas de claudication, principalement dans celui où l'un des membres est plus court que l'autre. Dans ce cas, en effet, le membre le plus court, lorsqu'il est portant, devient le principal agent de la propulsion du tronc. Mais alors, on voit entrer en jeu des muscles à peu près inactifs dans la marche normale, et l'ensemble des mouvements n'est plus comparable à ce que l'on observe chez l'homme sain.

Les expériences de M. Carlet (1) et de M. le professeur Marey (2) ont surtout porté sur les temps d'appui du pied, et les mouvements d'oscillation du tronc.

---

(1) Carlet. — *Annales des sciences naturelles*, 1872.
(2) Marey. — *La machine animale*, 1873.

Je n'ai pas à revenir ici sur les résultats obtenus par ces observateurs; je rappellerai seulement que, tout en laissant de côté l'étude des contractions musculaires, ils ont cependant admis que le membre qui oscille est certainement soumis à l'action des muscles.

Ainsi, M. Carlet montre que le droit antérieur de la cuisse se contracte au début de la période d'oscillation.

M. Marey, à propos de la force motrice développée pendant la marche, écrit (1) :

« Cette force réside dans l'action des muscles exten-
« seurs de la cuisse, de la jambe et du pied. Le membre
« inférieur forme dans son ensemble une colonne bri-
« sée dont les angles s'effacent, et dont le redressement
« s'effectue en poussant le sol par en bas et le corps par
« en haut. »

Si l'on veut bien appliquer cette définition au membre oscillant, en y ajoutant ce fait que la force motrice se dédouble pour soulever le tronc d'une part, et de l'autre pousser le bassin en avant, on verra que notre étude des mouvements musculaires ne fait que confirmer l'opinion émise par le savant professeur du Collège de France.

Duchenne (de Boulogne) (2), qui a si bien étudié l'action des muscles de l'homme, affirme également que les mouvements d'oscillation sont impossibles sans l'intervention des fléchisseurs de la cuisse, des fléchisseurs de la jambe et des fléchisseurs du pied.

C'est précisément cette étude des mouvements musculaires accompagnant la marche que j'ai voulu aborder.

J'ai laissé de côté tous les points de la question déjà traités par les précédents auteurs, les considérant comme suffisamment prouvés. D'ailleurs, il sera facile de voir que leurs résultats concordent parfaitement avec ceux de mes expériences personnelles.

Pour analyser les différents mouvements musculaires, j'ai eu recours à la méthode déjà employée par MM. Carlet et Marey, c'est-à-dire à la transmission par l'air. J'a appliqué sur les principaux groupes musculaires de

---

(1) Marey. — *Loc. cit.* page 118.
(2) Duchenne (de Boulogne) . — *Physiologie des mouvements.*

membres inférieurs des tambours explorateurs, reliés par des tubes de caoutchouc à d'autres tambours inscripteurs. De cette façon, j'ai pu me rendre compte, non seulement de la succession des mouvements pendant les divers temps de la marche, mais aussi de la force de la contraction des muscles en activité (par la comparaison des courbes inscrites).

Je vais exposer, aussi brièvement que possible, le résultat de ces recherches :

Pendant la marche, la même jambe est tantôt *portante*, tantôt *oscillante*, chacune de ces deux phases ayant exactement la même durée, à l'état normal.

La succession de la période d'oscillation à celle de soutien se fait très rapidement, même lorsque la marche est lente. Cependant, il est possible de subdiviser chacune de ces deux périodes en plusieurs temps ; cette subdivision, il est vrai, n'est surtout intéressante que pour la période d'oscillation.

Si, chez un individu qui marche, nous observons le membre oscillant, nous voyons que ce membre, situé d'abord en arrière du membre portant, arrive au parallélisme avec lui à un certain moment de sa course, puis le dépasse d'une quantité à peu près égale avant de retomber sur le sol, et de devenir portant lui-même. Par conséquent, nous aurions pu prendre comme point de repère pour notre subdivision, le moment où a lieu le parallélisme des deux membres ; mais il nous a semblé plus logique de graduer cette subdivision d'après la succession même des contractions des principaux groupes musculaires.

Cette succession des contractions est, d'ailleurs, très rapide, et ce n'est que l'observation attentive de la marche lente et surtout l'emploi de la méthode graphique qui m'ont permis de décomposer la série des actes musculaires.

Le premier et le dernier temps de l'oscillation sont très courts ; mais comme ils correspondent aux dernier et premier temps de soutien, également très brefs, il en résulte que l'harmonie des deux périodes de la marche n'est pas modifiée par cette inégalité apparente.

J'ai tenté de reproduire, sous forme de tableau schématique (*Fig.* 1), les divers tracés recueillis au moyen de la méthode graphique. On peut facilement suivre sur ce tableau la succession des actes musculaires pendant l'oscillation et la période de soutien.

En coupant ce schéma au point de réunion des deux périodes, et en plaçant la seconde au-dessous de la première, on peut se rendre compte, en un seul coup d'œil,

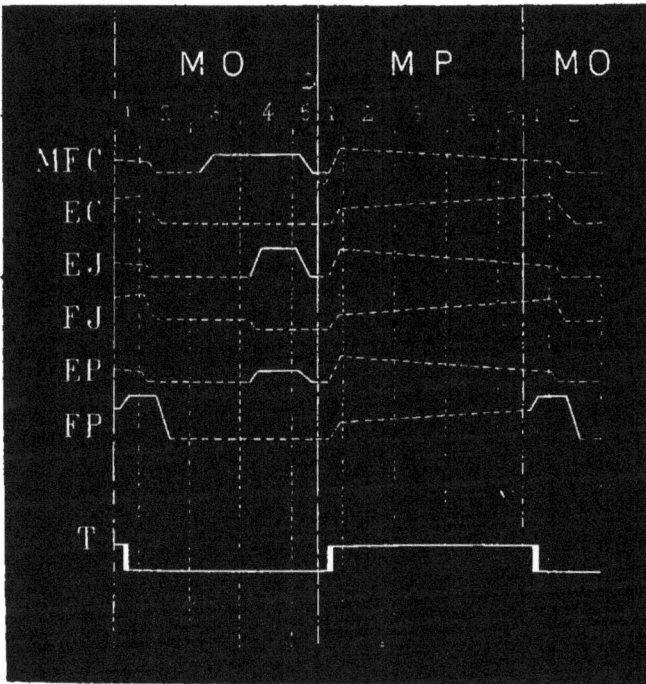

Fig. 1. — MO, Membre oscillant. — MP, Membre portant — M FC, Muscles fléchisseurs de la cuisse. — EC, Muscles extenseurs de la cuisse. — EJ, Muscles extenseurs de la jambe. — FJ, Muscles fléchisseurs de la jambe. — EP, Muscles extenseurs du pied. — FP, Muscles fléchisseurs du pied. — T, Appuis et levées du talon.

des différents états des muscles des deux membres, à tous les instants de la marche.

Parmi les contractions qui déterminent la progression, les unes sont essentielles, c'est-à-dire que ce sont elles qui engendrent la force destinée à soulever le tronc, à le pousser en avant et à faire en même temps progresser le membre oscillant ; elles sont indiquées sur le schéma par un trait plein ; les autres ont pour but de fixer les articulations et de maintenir le membre rigide pour permettre la transmission du poids du corps vers le sol. Ces dernières sont représentées par un trait pointillé.

Enfin, j'ai marqué par un trait vertical les moments de levée et d'appui du talon (T). La durée du temps d'appui a été trop bien étudiée par MM. Carlet et Marey pour que j'aie cru devoir y insister ici.

Voici, maintenant, comment je crois pouvoir analyser les différents temps de la marche, au point de vue des mouvements musculaires. Bien entendu, je ne parle que de l'action des principaux groupes musculaires ; l'étude de l'action isolée de chaque muscle exigerait des recherches beaucoup plus détaillées, que je n'ai pas eu le loisir d'entreprendre. Ce que j'ai surtout cherché à démontrer, c'est la succession des mouvements qui s'opèrent dans le membre inférieur pendant la marche.

1° MEMBRE OSCILLANT. MO. — 1er *temps*. Au moment où le membre, de *portant* qu'il était, va devenir *oscillant*, les muscles extenseurs et fléchisseurs de la cuisse, tous les muscles de la cuisse et ceux de la jambe, sont encore en état de contraction. A ce moment même, les fléchisseurs du pied (postérieurs de la jambe) (1) se contractent plus fortement pour détacher le talon du sol. Mais, comme ce soulèvement du talon coïncide avec un léger soulèvement du tronc, et surtout avec la propulsion du bassin, il est nécessaire que le genou ne fléchisse pas, et que la force motrice, développée dans les muscles du mollet, se transmette au tronc par l'intermédiaire d'un membre rigide. C'est précisément pour maintenir cette rigidité que les autres groupes musculaires de la cuisse et de la jambe conservent le degré de contraction qu'ils avaient pendant qu'ils transmettaient au sol le poids du corps, et que le membre était portant.

---

(1) Je crois devoir donner aux muscles postérieurs de la jambe la dénomination qui est indiquée par leur action physiologique ; ce sont bien en effet des muscles *fléchisseurs* dont l'action peut être rapprochée de celle des muscles antérieurs de l'avant bras.

Le premier temps de l'oscillation peut donc se résumer ainsi :

Contraction de tous les muscles du membre ;

Contraction très énergique (essentielle) des muscles postérieurs de la jambe (FP) ;

Tronc légèrement soulevé ;

Propulsion du bassin ;

Le pied se détache d'arrière en avant (T).

A ce moment, l'autre membre qui, d'oscillant est devenu portant, reçoit l'impulsion produite par la contraction des muscles du mollet de son congénère; tous ses muscles se contractent pour soutenir cette impulsion, supporter le poids du corps et permettre la progression du membre oscillant (1 MP).

2ᵉ *temps*. Dès que le bassin a été lancé en avant, le pied se détache complètement du sol : le membre n'est plus réellement actif pendant un certain temps, et son rôle se borne à se transporter en avant. La première partie de ce transport est effectuée par les seules forces de la pesanteur. C'est en appliquant cette observation à toute la durée de l'oscillation que les frères Weber avaient fondé leur théorie de l'oscillation pendulaire.

Au deuxième temps de l'oscillation, on voit donc tous les muscles se décontracter, excepté les muscles fléchisseurs de la jambe (muscles postérieurs de la cuisse) (FJ) qui restent très légèrement contractés pour soulever le pied, et l'empêcher de heurter le sol par sa pointe dirigée en bas.

Le genou se fléchit ; la cuisse, emportée par le mouvement en avant du tronc, et obéissant à la pesanteur, arrive au parallélisme avec la cuisse portante.

3ᵉ *temps*. Au troisième temps de l'oscillation, la pesanteur n'agit plus suffisamment pour porter le membre en avant; c'est alors que les muscles fléchisseurs de la cuisse sur le bassin (FC) entrent en action ; la cuisse est par eux portée en avant, la jambe restant toujours légèrement fléchie, et la pointe du pied dirigée vers le sol.

4ᵉ *temps*. L'action des muscles fléchisseurs de la cuisse (FC) continue; mais, à ce moment, le segment inférieur du membre est porté en avant par la contraction des extenseurs de la jambe (antérieurs de la cuisse) (EJ).

En même temps, la pointe du pied est légèrement relevée par une faible contraction des extenseurs du pied (muscles antérieurs de la jambe) (EP). Ce double mouvement d'extension de la jambe et du pied sont très appréciables à la vue lorsqu'on examine attentivement un marcheur.

5ᵉ *temps*. Le membre a alors atteint son maximum de projection. D'un autre côté, le tronc, qui a tout d'abord été lancé par lui, dépasse maintenant le plan vertical du membre portant. Le membre oscillant va de nouveau devenir son soutien ; tous les muscles qui avaient concouru à sa projection se décontractent ensemble, et il retombe sur le sol par l'effet de son propre poids, augmenté de celui du tronc qui lui arrive à cet instant.

2° MEMBRE PORTANT. MP. — Dès que le membre oscillant est retombé sur le sol et redevenu portant, il a à soutenir la nouvelle impulsion produite sur le tronc par son congénère devenu oscillant

Pour remplir cette fonction, le membre portant doit être roidi et le genou fixé. Le premier temps sera donc marqué par la contraction simultanée de tous les muscles de la cuisse et de la jambe et, bien entendu, des muscles qui relient le membre au bassin.

Cette contraction persiste pendant toute la période de soutien. Nous avons vu qu'elle existait encore pendant le premier temps de l'oscillation.

Sur le schéma, l'inclinaison des traits représentant l'état de contraction a pour but de figurer les variations d'intensité de l'activité musculaire. L'obliquité ascendante indique naturellement un accroissement de cette activité, et inversement.

Tels sont les principaux mouvements musculaires dont la succession a pour résultat la progression du corps.

En résumé, on voit que les contractions que j'ai appelées essentielles n'ont lieu que pendant la période d'oscillation, au premier temps (muscles postérieurs de la jambe), au troisième temps (muscles fléchisseurs de la cuisse et au quatrième temps (muscles extenseurs de la jambe et du pied). Tous les autres actes n'ont qu'une importance secondaire ; en d'autres termes, la jambe oscillante est la plus active, puisque c'est elle qui soulève le tronc et projette le bassin; en outre, ses muscles se contractent pour effectuer la deuxième partie de son oscillation.

Quant au membre portant, ses muscles ne servent qu'à en faire un tuteur inflexible, une sorte de béquille destinée à recevoir et à soutenir l'impulsion du tronc; c'est donc à lui que l'on peut appliquer l'épithète de *passif*, dont les frères Weber avaient injustement gratifié le membre oscillant.

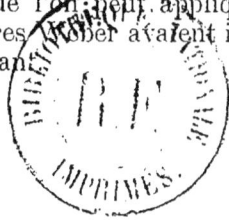

PARIS. — IMP. V. GOUPY ET JOURDAN, 7', RUE DE RENNES

www.ingramcontent.com/pod-product-compliance
Lightning Source LLC
Chambersburg PA
CBHW050401210326
41520CB00020B/6408